CONTRIBUTION

A LA

Cytologie du Liquide Céphalo-Rachidien

PAR

Le Docteur A. PASTUREL

INTERNE DES ASILES PUBLICS D'ALIÉNÉS

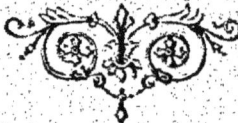

TOULOUSE

IMPRIMERIE G. BERTHOUMIEU

15, RUE DENFERT-ROCHEREAU, 15

1901

CONTRIBUTION

A LA

Cytologie du Liquide Céphalo-Rachidien

PAR

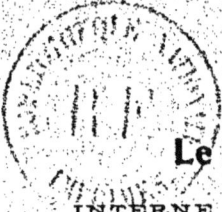

Le Docteur A. PASTUREL

INTERNE DES ASILES PUBLICS D'ALIÉNÉS

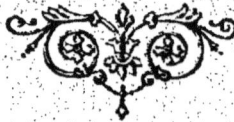

TOULOUSE

IMPRIMERIE G. BERTHOUMIEU

15, RUE DENFERT-ROCHEREAU, 15

1901

INTRODUCTION

Le liquide céphalo-rachidien a été dans ces dernières années l'objet de nombreux et intéressants travaux, travaux d'ailleurs justifiés par l'importance que peut avoir ce liquide organique, tant dans le domaine pathologique que dans le domaine thérapeutique.

D'abord, on a vu en lui un nouveau moyen, une nouvelle voie, pour aborder le système nerveux, et c'est ce qu'ont démontré les résultats très encourageants fournis par les injections sous-arachnoïdiennes, soit de cocaïne, soit de morphine.

Sa toxicité et son pouvoir osmotique ont été étudiés dans quelques maladies nerveuses par des observateurs aussi sagaces que consciencieux. D'autres enfin, et ce ne sont pas les moins nombreux, ont eu l'idée de l'examiner au point de vue cytologique.

Se basant sur les recherches faites dans le même sens sur les liquides pleurétiques, ascitiques, etc., en un mot, sur tous les liquides résultant d'une inflammation quelconque, ils ont pensé que le liquide céphalo-rachidien pouvait bien lui aussi être le témoin de certains phénomènes morbides intimes se passant dans l'axe cérébro-spinal.

C'est ainsi que certains cas de méningite tuberculeuse et cérébro-spinale ont pu être dépistés, et qu'on a pu porter un pronostic précoce.

Frappé déjà de tout le parti que l'on pouvait tirer de ce nouvel élément de diagnostic, nous avons voulu l'utiliser à la fois dans quelques maladies nerveuses et quelques maladies mentales, observées dans le milieu spécial où nous nous trouvons.

Nous n'avons pas la prétention d'avoir découvert des choses nouvelles, mais nous avons jugé œuvre utile de faire connaître le résultat de nos recherches cytologiques, persuadés qu'à l'heure actuelle, plus les observations concordantes sur un même sujet seront nombreuses, plus on sera près de la vérité.

Mais, avant d'aborder notre sujet, qu'il nous soit permis de remercier les maîtres qui se sont plus particulièrement intéressés à nous.

Nous n'oublierons pas que M. le docteur Anglade nous a donné la première idée de notre travail et qu'il n'a cessé de nous encourager durant son exécution.

M. le docteur Dubuisson, directeur-médecin de l'Asile d'aliénés de la Haute-Garonne, a toujours été pour nous un chef de service aussi éclairé que bienveillant. Il a mis avec sa complaisance habituelle son service à notre disposition, pour les nombreuses recherches que nous avons dû faire. Nous lui en témoignons sincèrement toute notre reconnaissance.

M. le docteur Toy nous a toujours considéré plutôt comme un camarade que comme un subordonné; qu'il reçoive l'assurance de notre cordiale amitié.

M. le professeur agrégé Rispal s'est fait un véritable plaisir de nous aider de ses savants conseils, dans la technique parfois délicate des examens microscopiques; nous ne saurions trop l'en remercier.

M. le professeur Tapie nous fait le plus grand honneur en acceptant la présidence de notre thèse, qu'il daigne accepter l'hommage de notre profonde gratitude.

———

HISTORIQUE

Si l'histoire des ponctions lombaires date déjà de
quelques années, il n'en est pas de même de la
cytologie du liquide céphalo-rachidien.

Ici, comme d'ailleurs dans toutes les découvertes
scientifiques, on a procédé d'une façon progressive.

Quincke, de Kiel, en 1891, fut le premier à pra-
tiquer des ponctions lombaires dans un but thérapeutique pour diminuer la pression du liquide
céphalo-rachidien dans les affections pathologiques
telles que l'hydrocéphalie, les méningites, etc.

Son exemple fut suivi par plusieurs médecins
allemands, parmi lesquels nous citerons[1] Lichtein,
Stadelmann, Ziemsen, Furbringer, Kronig, Gum-
precht, Leyden.

Ces auteurs citent des cas de guérison et d'amélioration d'hydrocéphalie, de méningite tuberculeuse
et cérébro-spinale par ce procédé.

1. 1° Lichtein, Deuts médic. Wochens, 1893, n° 409; 2° Stadelmann, Berlin, Klin, Wochens, 8 juillet 1895; 3° Kronig, Société
médic. de Berlin, in semaine médic., novembre 1897; 4° Gum-
precht, Deuts médic. Wochens, 11 juin 1900; 5° Leyden, Gröber
Munich, médic. Wochens, 1900, n° 8.

Bozzolo (*Riv. crit. di clin. méd.*, 31 mars 1900), a obtenu dans trois cas de chorée de Sydenham une guérison rapide par ponction lombaire.

Baccialli[1] a obtenu de l'amélioration dans deux cas de chorée.

Marfan[2], dans certains cas de méningite tuberculeuse, a constaté une notable amélioration.

Netter[3], qui s'est en France beaucoup occupé de ponctions lombaires, la préconise dans la méningite cérébro-spinale comme donnant de très bons résultats.

On a non seulement utilisé les ponctions lombaires comme agent curateur, mais encore on a essayé de faire le diagnostic des méningites par l'examen du liquide céphalo-rachidien.

C'est ainsi que Braun a trouvé le bacille de Koch cinq fois sur sept cas de méningite tuberculeuse; Furbringer, dans 70 à 75 °/₀; Lichtein, dans presque tous; Lenhartz, dans presque la moitié; Stadelmann, dans 22 °/₀.

Dans la méningite cérébro-spinale, Netter, Bezançon et Griffon, Chantemesse et Millet[4], et plusieurs autres ont trouvé le liquide céphalo-rachidien purulent ou fortement louche et caractérisé par la

---

1. BACCIALLI, *Société médic. chirurgie. de Bologne, in gazz. de gli Osped*, 29 avril 1901.

2. MARFAN, Thèse de G. Bernard, Paris, 1895.

3. NETTER, *Sem. médic.*, 1898; *Soc. méd. hôpitaux*, 28 juillet 1899; *Soc. médic. hôpitaux*, 16 mai 1897.

4. BEZANÇON et GRIFFON, CHANTEMESSE et MILLET, *Soc. médic. hôpitaux*, 9 décembre 1898.

présence d'un diplocoque qu'on a baptisé du nom de méningocoque de Weischelbaum.

Dans les fractures de la base du crâne, le liquide céphalo-rachidien est jaunâtre, rosé au lieu d'être incolore, et contient parfois des *lymphocytes*[1]. Milian et Tuffier et d'autres chirurgiens ont pu, grâce à ces caractères, diagnostiquer cette affection si grave et parfois si difficile à reconnaître. Mais il faut remonter à Wentworth[2] pour trouver le premier examen histologique du liquide céphalo-rachidien.

En effet, dans la méningite tuberculeuse, cet auteur vit que parmi les leucocytes qui étaient contenus dans le liquide, les lymphocytes prédominaient de beaucoup sur les mononucléaires ou polynucléaires.

Marfan[3] signale incidemment des globules de pus, de très rares leucocytes dans la méningite tuberculeuse, mais sans spécifier davantage; en même temps, d'après le même auteur, le liquide céphalo-rachidien renferme 1 °/₀ d'albumine alors qu'à l'état normal il n'en contient que de 0,20 à 0,50 °/₀.

Bernheim et Moser[4] affirment au contraire avoir trouvé dans certains cas de méningite tuberculeuse beaucoup de leucocytes polynucléaires en même temps que de nombreuses cellules endothéliales.

1. Cas cité par RENDU, *Soc. méd. hôpitaux*, 5 juillet 1901.
2. WENTWORTH, *Some experimental work on lumbar puncture of the sub arachnoid space*, *archives of pediatrics*, 1895, p. 567.
3. MARFAN, *Presse médicale*, 8 septembre 1897.
4. BERNHEIM et MOSER, *Ueber die diagnostische Bedeutung der lumbar punction*, *Wiener, Klinische, Wochenschrift*, 1897, p. 468.

Pour Mya[1], le liquide céphalo-rachidien des méningites tuberculeuses renferme des leucocytes, des filaments de fibrine et des filaments épendymaires ayant la structure névroglique. La présence de ces *filaments épendymaires* serait, d'après cet auteur, le meilleur signe de ces méningites. Dans la méningite séreuse, il ne signale que des *leucocytes* sans spécifier davantage ; il ne parle dans aucun cas ni de lymphocytes mononucléaires, ni de polynucléaires, ni de la prédominance de ces éléments figurés les uns sur les autres. Dans les tumeurs cérébrales, le liquide céphalo-rachidien est limpide sans coagulum fibrineux, pauvre en albumine.

En octobre 1900, Widal, Sicard et Ravaut[2], dans un article intitulé : « Cyto-diagnostic de la méningite tuberculeuse » paru dans la *Société de Biologie*, nous font connaître les résultats cytologiques de douze ponctions lombaires de méningites tuberculeuses et de deux cas de méningite cérébro-spinale. Dans tous les cas de méningite tuberculeuse, les lymphocytes dominaient ; dans certains ils existaient même à l'état exclusif ; dans quatre cas, il se trouvait quelques polynucléaires.

Dans les deux cas de méningite cérébro-spinale, c'était tout le contraire, beaucoup de polynucléaires et quelques rares lymphocytes. Le liquide des méningites tuberculeuses, examiné par ces auteurs,

---

1. MYA, *Sul valore diagnostico e curativo della puntura lombare* (*Settimana medica dello sperimentale*, anno LI, 1897).

2. WIDAL, SICARD et RAVAUT, *Société biologie*, 13 octobre 1900.

était parfois légèrement louche ou même sanguinolent, mais le plus souvent d'une limpidité parfaite.

Ils ont été ainsi d'accord avec Wentworth. Vincent et Griffon[1] citent à l'appui de Widal, Sicard et Ravaut, quatre observations de méningite. Sur trois d'entre elles, le liquide céphalo-rachidien contenait presque exclusivement des lymphocytes, et les malades atteints succombèrent à une méningite tuberculeuse. Le quatrième, qui avait au contraire des polynucléaires en quantité, fut diagnostiqué méningite cérébro-spinale, diagnostic d'ailleurs confirmé par culture sur sang coloré (culture de méningocoques de Weischelbaün). MM. Labbé et J. Castaigne[2], ont remarqué que dans deux cas de méningite cérébro-spinale, terminés par guérison, la disparition des leucocytes polynucléaires, presque exclusive au début de l'apparition des symptômes méningitiques, coïncidait précisément avec la disparition des accidents cliniques.

Sicard et Brécy[3], dans un cas de méningite cérébro-spinale ambulatoire curable, signalent la même formule cytologique.

Après la méningite tuberculeuse et cérébro-spinale, dont la cytologie du liquide céphalo-rachidien venait de rendre de précieux services pour le diagnostic et le pronostic de ces affections, les auteurs eurent l'idée d'étudier ce même liquide dans les affections où cer-

1. VINCENT et GRIFFON, Société biologie, 5 janvier 1901.
2. LABBÉ et CASTAIGNE, Soc. médic. hôpitaux, 29 mars 1901.
3. SICARD et BRÉCY, Soc. méd. hôpitaux, 19 avril 1901).

tainement la lésion méningée ne tenait qu'une place parmi les altérations anatomo-pathologiques, sans constituer par conséquent toute la maladie.

Ainsi, à la date du 18 janvier 1901, Monod[1], communique ses recherches sur le liquide céphalo-rachidien de sept paralytiques généraux, dont deux ayant présenté des troubles saturnins dans le temps, et sur quatre tabétiques; il a trouvé un liquide parfaitement limpide avec des lymphocytes en abondance, cinquante ou soixante par champ d'immersion, et quelques leucocytes polynucléaires.

Tandis que chez les malades hémiplégiques, un cas de tumeur cérébrale avec épilepsie jacksonienne, deux cas de polyomyélites anciennes, trois cas de névrite périphérique alcoolique, il a trouvé à peine quatre ou cinq globules blancs semblant faire partie de la formule histologique normale du liquide céphalo-rachidien ou bien provenant d'un capillaire lésé ou d'une gaine lymphatique ouverte pendant l'opération.

Dans la même séance, Widal, Sicard et Ravaut[2] exposent leurs recherches faites sur le liquide céphalo-rachidien de quatre paralytiques généraux et trois tabétiques. Ils ont trouvé eux aussi dans ces sept cas une lymphocytose prédominante. A ce sujet, ils sont les premiers à faire mention de grandes cellules uninuclées, parfois difficiles à caractériser, soit comme leucocytes mononucléai-

1. Monod, *Soc. médic. hôpitaux.*
2. Widal, Sicard et Ravaut, *Technique exposée.*

res, soit comme cellules *endothéliales* se rencontrant
par place mêlées aux autres leucocytes.

En outre, ajoutent-ils, nous avons presque toujours *trouvé des globules rouges* en plus ou moins grand
nombre.

Dans un article intitulé : « Remarque sur les lésions
méningées de la paralysie générale, du tabes et de la
myélite syphilitique, » à propos de la lymphocytose
du liquide céphalo-rachidien dans ces affections,
M. Nageotte[1], se base sur l'identité de la lésion méningée pour expliquer l'identité de a formule du
liquide céphalo-rachidien dans ces trois maladies.

« En effet, dit-il, dans la paralysie générale, le
substratum anatomique, caractérisé par une inflammation diffuse de tout l'axe nerveux, se distingue
par la présence, dans les parois et les gaines des
vaisseaux et dans les espaces conjonctifs des méninges molles, de très nombreuses cellules à noyau
arrondi, à protoplasma très peu abondant, qui
répondent à la description des lymphocytes; ce
sont ces éléments qu'on appelait autrefois cellules
embryonnaires. »

« Quand on voit ces lymphocytes s'engager dans
les mailles de la pie mère, on comprend qu'il doit
en tomber un certain nombre dans le liquide
céphalo-rachidien. »

On peut rapprocher de ces considérations l'étude
microscopique de MM. Anglade et Chocreaux[2], dans

1. NAGEOTTE, *Soc. médic. hôpitaux*, 25 janvier 1901.
2. ANGLADE et CHOCREAUX, *Revue neurologique*, 15 juillet 1901.

laquelle ces auteurs précisent la topographie de l'émigration leucocytaire hors des vaisseaux dans le liquide céphalo-rachidien. D'après eux, ce serait de préférence au niveau des sillons, ou bien du revêtement épithélial ventriculaire, que s'effectuerait cette diapédèse par suite de l'altération des vaisseaux et de la prolifération du noyau des cellules endothéliales tapissant ces derniers.

Cette étude a été faite sur la paralysie générale et la méningite tuberculeuse.

Déjà avant, Franca et Athias[1] avaient vu dans un cas de paralysie générale dans la paroi des artérioles corticales certains éléments cellulaires qu'ils considèrent comme des Matzellen ou cellules à granulations basophiles d'Erlich. La plupart des auteurs considérant les Matzellen comme provenant de la transformation des leucocytes, Franca et Athias se demandent si leur présence ne serait pas en rapport avec la lymphocytose signalée dans le liquide céphalo-rachidien et les méninges des paralytiques généraux.

La cytologie du liquide céphalo-rachidien a été faite dans le zona. Brissaud et Sicard[2] en rapportent un cas au cinquième jour, où ils ont trouvé des lymphocytes en même temps que de grandes cellules mononucléaires.

Carrière[3], de Lille, rapporte trois cas de sclérose en plaques vraie où le cyto-diagnostic a décelé de nom-

---

1. FRANCA et ATHIAS, *Soc. méd. hôpitaux*, 11 mai 1901.
2. BRISSAUD et SICARD, *Soc. méd. hôpitaux*, 15 mars 1901.
3. CARRIÈRE, *Soc. biologie*, 23 mars 1901.

breux lymphocytes, 80 %, environ, et quelques rare
hématies dans le liquide céphalo-rachidien. Dans un
cas de pseudo-sclérose en plaques, le même auteur
ajoute qu'il n'existait pas de lymphocytes, mais seulement quelques granulations éosinophiles dans le
liquide, moyen excellent par conséquent pour dis-
tinguer la vraie sclérose en plaques de la fausse.

Milian et Legros [1] ont examiné le liquide céphalo-
rachidien dans deux cas de tétanos spontané, dit
médical, sans trouver aucun élément figuré.

Après toutes ces recherches, il était intéressant de
savoir quelle était la cytologie du liquide céphalo-
rachidien dans la plupart des maladies nerveuses
autres que la paralysie générale, le tabes et les
méningites.

C'est ce qu'ont fait MM. Babinsky et Nageotte [2], et ils
ont constaté que la lymphocytose manquait dans les
cas d'*hystérie, neurasthénie, névrite, hémiplégie, paraplégie,
atrophie musculaire progressive, tumeur cérébrale, chorée,
épilepsie*, excepté dans deux cas d'épilepsie, l'un au
début de déchéance intellectuelle et l'autre tardive
(53 ans). L'absence de lymphocytose dans les tumeurs
cérébrales qui, comme on le sait, s'accompagnent
souvent de méningite, conduit à penser que la lymphocytose n'est pas la conséquence nécessaire de
toute espèce de méningite.

A peu près à la même date, M. le Professeur
Joffroy [3] présentait une observation extrêmement

1. MILIAN et LEGROS, *Soc. biologie*, 30 mars 1901.
2. BABINSKI et NAGEOTTE, *Soc. médic. hôpitaux*, 24 mai 1901.
3. JOFFROY, Dans la séance du 20 mai 1901, *Ann. médic. psych.*

intéressante au point de vue du cyto-diagnotic du liquide céphalo-rachidien.

Il s'agissait d'un alcoolique interné pour délire aigu et chez qui la ponction lombaire fut pratiquée après la disparition des accidents primordiaux avec persistance seulement d'hébétude intellectuelle et de tremblement des mains.

L'examen microscopique révéla la présence d'éléments cellulaires suivants :

Gros éléments polynucléaires. 16
Gros éléments uninuclées..... 13
Lymphocytes............... 41

Or, une semaine environ après, le malade a été repris d'agitation et la symptomatologie s'est graduellement complétée dans le sens d'une paralysie générale.

MM. Seglas et Nageotte[1] ont trouvé des lymphocytes en moindre quantité dans la paralysie générale en état de rémission qu'en pleine évolution ; mais le cyto-diagnostic a été négatif dans huit cas de maladie mentale autres que la paralysie générale.

Dans la même séance, Dupré et Devaux font part de leurs recherches cytologiques dans les maladies mentales, et leur examen a été négatif dans tous les cas, soit de démence organique, de démence sénile, de démence précoce et de mélancolie chronique avec délire, qu'ils ont étudiés.

Enfin, Laignel-Lavastine[2], d'après soixante exa-

1. SEGLAS et NAGEOTTE, Soc. médic. hôpitaux, 7 juin 1901.
2. LAIGNEL-LAVASTINE, Soc. médic. hôpitaux, 21 juin 1901.

mens, conclut qu'il faut considérer comme normaux
les liquides céphalo-rachidiens contenant moins de
0,5 leucocytes par millimètre cube. Il a été trouvé
toujours des mononucléaires et des polynucléaires,
excepté dans deux cas pour chacune de ces variétés
dans tous les cas de paralysie générale.

Il donne comme moyenne pour cent de ces divers
éléments cellulaires, les chiffres suivants :

Gros éléments polynuclées...   11
Gros éléments mononuclées.   13
Lymphocytes   75

Dufour[1] rapporte le cas d'une méningite chronique
alcoolique où la ponction lombaire a montré de nombreux lymphocytes et quelques mononucléaires.

Si nous avons omis quelques travaux dans l'exposé
bibliographique que nous venons d'esquisser, ce
n'est pas par oubli ou bien par négligence, nous
avons craint de surcharger cette partie de notre travail et par là de paraître fastidieux.

Nous avons cru que cette énumération rapide de
recherches faites dans ces derniers temps suffisait
pour montrer à quel point était la question et pour
expliquer le côté spécial de notre travail.

1. DUFOUR, *Soc. médic. hôpitaux*, 11 octobre 1901.

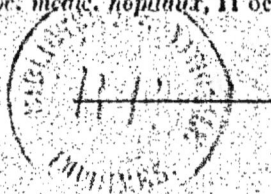

TECHNIQUE OPÉRATOIRE

Nous allons exposer brièvement la technique employé pour retirer le liquide céphalo-rachidien et pour l'examiner au point de vue cytologique.

D'abord, au sujet de la position à donner aux malades, il existe plusieurs procédés.

Sicard[1] ne ponctionne que dans le décubitus latéral droit ou gauche, les jambes du sujet fléchies sur les cuisses, les cuisses sur le bassin et la tête inclinée de sorte qu'elle rejoigne presque les genoux du patient.

Il prétend que dans cette position, les lames vertébrales sont écartées au maximum et par suite permettent très facilement l'introduction de l'aiguille.

Sans blâmer ce procédé, nous préférons le suivant : on fait asseoir le sujet sur un lit ou sur un plan horizontal quelconque assez résistant. On lui fait fléchir la colonne vertébrale au niveau surtout des vertèbres dorsales, de façon à imiter exactement le gros dos de chat.

1. SICARD, *Presse médic.*, 6 décembre 1899, n° 97.

Il appuie ses mains sur les genoux, tout en lui recommandant de ne pas porter trop son corps en avant.

Dans cette position, pourvu que le sujet ne bouge pas, ou ne contracte ses muscles lombaires ou dorsaux, on arrive fatalement sur le bon espace.

D'autre part, la pression du liquide céphalorachidien est plus grande et ce dernier s'écoule plus facilement.

A quel niveau faut-il ponctionner? A ce sujet tous les auteurs sont d'accord qu'il ne faut pas ponctionner soit au niveau des vertèbres cervicales, soit dorsales, et la raison est facile à comprendre.

A ce niveau, en effet, on pourrait blesser la moelle et personne n'ignore quels effets désastreux pareil accident pourrait entraîner.

On ne doit ponctionner que dans la région lombaire. La moelle, chez l'adulte, descend jusqu'à la deuxième vertèbre lombaire, mais par extension cet organe prend dans la position que nous venons de décrire un allongement minime, si on veut, mais qu'on peut évaluer à un centimètre.

Par conséquent, par mesure de prudence, on ne ponctionne qu'entre la quatrième et cinquième vertèbre lombaire, ou bien entre la cinquième lombaire et la première sacrée (espace sacro-lombaire de Chipault). Comme point de repère on choisit le suivant : une ligne horizontale tangente à la partie la plus élevée de la crête iliaque passe ordinairement sur l'apophyse épineuse de la quatrième lombaire; on plonge l'aiguille au-dessous, en la dirigeant obliquement de bas en haut et de dehors en dedans; ainsi l'on tombe en plein sac dural. On ne peut, à la rigueur, blesser que quelques branches de la queue de cheval, et encore ces dernières fuient-elles sous l'aiguille.

Comme instrumentation, on se sert d'aiguilles en platine iridié, de huit centimètres de longueur environ, aiguilles construites sur le modèle de Tuffier.

L'avantage de ces aiguilles est de ne point se briser au contact d'une lame vertébrale et de ne pas s'altérer par les procédés antiseptiques.

D'autre part, les aiguilles en acier sont préférables en ce sens qu'elles pénètrent mieux, et, par suite, provoquent moins de douleur.

Une fois la région stérilisée par les procédés ordinaires : eau savonneuse, alcool, éther, ce dernier pouvant aussi servir d'agent anesthésiant, l'opérateur place son index indicateur sur l'apophyse épineuse de la cinquième lombaire, par exemple, et un centimètre environ au-dessous, il enfonce résolument l'aiguille. Il la dirige légèrement de bas en haut et de dehors en dedans; une fois la peau traversée, on s'arrête ordinairement, car, par suite de la mobilité du tissu cutané les rapports se trouvent un peu déplacés. On replace l'aiguille dans le bon espace et l'on perce la masse musculaire et le ligament jaune jusqu'à ce qu'on tombe sur la dure-mère au travers de laquelle l'aiguille pénètre en donnant une sensation particulière. Il s'écoule immédiatement du liquide par l'orifice de l'ajutage de l'aiguille.

Pendant l'opération, il peut survenir les accidents

suivants : 1º d'abord, l'aiguille peut buter sur une lame
vertébrale, surtout si le malade est un peu récalci-
trant ; dans ce cas, il faut se garder de forcer, car on
risque d'émousser la pointe de l'aiguille tout en pro-
voquant de vives douleurs au sujet, ou bien de
la casser si cette dernière est en acier. On se con-
tente alors de la retirer pour l'enfoncer de nouveau ;
2º il peut arriver qu'une fois l'aiguille dans le bon
endroit il s'écoule du sang par son ajutage ; ordinairement, après quelques gouttes colorées en
rouge, le liquide céphalo-rachidien coule limpide et
clair ; mais, si la limpidité tarde à se faire, on
retire entièrement l'aiguille, car une branche de
l'artère spinale ou un capillaire quelconque a été
intéressé. On nettoie l'aiguille pour l'enfoncer de
nouveau.

En effet, lorsqu'on fait la cytologie du liquide
céphalo-rachidien, il ne faut, sous aucun prétexte,
recueillir la moindre parcelle de sang, car l'examen
est alors faussé, le sang contenant, comme on le sait,
des leucocytes ou globules blancs en assez forte
proportion.

Il faut également éviter de faire l'aspiration du
liquide, car on risque de recueillir un peu de sang,
et, d'autre part, on décomprime trop brusquement
la moelle. La quantité de liquide à extraire varie
avec l'emploi que l'on veut en faire. Dans tous les
cas, il est prudent de ne pas dépasser vingt centimètres cubes environ, sinon les opérés se plaignent de
céphalée et de fatigue dans les membres inférieurs.

Après la ponction, on recommande au sujet de se

coucher pendant quelques heures pour éviter les vomissements alimentaires qui surviennent parfois.

Le liquide s'écoule ordinairement goutte à goutte avec une pression moyenne; on le recueille dans des tubes propres et on en fait la cytologie le plus tôt possible, car nous avons remarqué que les microbes se développent très vite dans ce milieu.

Nous nous sommes servis pour cet examen de la technique de Widal, Sicard et Ravaut[1].

On emploie des tubes en verre très effilés à une de leurs extrémités (condition indispensable si on veut obtenir un culot dans la plupart des cas). On centrifuge à l'appareil de Krauss à 3,000 tours par minute, pendant dix minutes environ.

On décante le liquide en renversant le tube que l'on redresse après l'avoir laissé s'égoutter avec soin sur papier buvard, ou mieux on aspire avec une pipette les couches supérieures du liquide; on gagne ainsi du temps sans nuire au résultat final.

Le dépôt resté adhérent au fond de l'effilure du centrifugeur est soigneusement dissocié dans la très petite quantité de liquide qui retombe fatalement des parois du vase.

On laisse monter cette émulsion par capillarité, ou bien on aspire avec une pipette très effilée et on le dépose en totalité sur deux ou trois lames par petites gouttelettes.

On laisse sécher à l'air libre ou à l'étuve; on fixe à l'alcool éther, ou mieux au chloroforme, et on colore

1. WIDAL, SICARD et RAVAUT, Soc. médic. hôpitaux, 18 janv. 1901.

à l'éosine-hématéine, au bleu de Unna, ou au triacide d'Erlich.

A l'hématéine, les leucocytes apparaissent colorés en violet.

On distinguera dans le champ du microscope les diverses variétés de leucocytes par les caractères suivants :

1° D'abord le lymphocyte de forme arrondie, à gros noyau fortement coloré, et très peu de protoplasma ;

2° Le leucocyte mononucléaire de forme arrondie ou ovalaire, à petit noyau et grande couche de protoplasma ;

3° Et enfin le polynucléaire, gros leucocyte lui aussi, contenant beaucoup de protoplasma mais plusieurs noyaux, ou un noyau principal étranglé en sa partie médiane en forme de boudin fortement coloré.

Par le procédé indiqué ci-dessus, on peut reconnaître quels sont les éléments cellulaires contenus dans le liquide céphalo-rachidien, quelles variétés prédominent et en quelles proportions, mais on ne peut savoir ainsi quelle est la quantité absolue d'éléments cellulaires répartis dans un millimètre cube de liquide.

Quand le liquide est louche, les éléments cellulaires en suspension sont suffisamment nombreux pour pouvoir être numérés par les procédés ordinaires avec les hématimètres de Hayem ou de Malassez. Mais quand le liquide est clair, le nombre des éléments est trop faible pour qu'on puisse les numérer. On peut dans ce cas avoir recours à l'artifice suivant imaginé par M. Laignel-Lavastine.

« Soit, par exemple, V le volume du liquide centri-
fugé. Après centrifugation et en renversant le moins
possible le tube, on aspire doucement avec une
pipette capillaire les couches les plus superficielles
du liquide en regardant de temps en temps les dernières gouttes prélevées pour s'assurer qu'elles ne
contiennent pas d'éléments figurés.

« Soit V — D la quantité ainsi prélevée, D représente
la quantité de liquide restant dans le tube ; D est
agité de façon à former une émulsion homogène. On
en prélève une goutte et l'on fait la numération des
éléments cellulaires dans la chambre humide de
Malassez.

« Soit N le nombre d'éléments cellulaires de D
par millimètre cube.

« Le liquide céphalo-rachidien contient donc par
millimètre cube :

$$x = \frac{N \times D}{V}$$

D et V étant exprimés en millimètres cubes. »

Tous ces détails de technique seraient peut-être
fastidieux s'ils ne trouvaient leur raison d'être dans
la suite de notre travail. En effet, on se rendra mieux
compte comment nous avons pu établir une comparaison entre les différents examens cytologiques
faits à diverses périodes de la maladie chez le même
individu et dans les différentes affections que nous
avons étudiées.

LIQUIDE CÉPHALO-RACHIDIEN

Avant de faire connaître la teneur du liquide céphalo-radichien en éléments cellulaires dans les diverses affections que nous avons étudiées, il est tout naturel d'exposer brièvement sa composition normale, ses propriétés physiques et chimiques et son origine.

Ce liquide, connu depuis Haller, démontré sur le cadavre par Cotugno, a été considéré pendant un certain temps comme un liquide de transsudation cadavérique; mais Magendie, en 1825, prouva son existence sur l'animal vivant.

Certains auteurs ont évalué sa quantité de 125 à 155 gr., mais d'après Magendie et Luschka elle paraît n'être que de 60 à 70 gr. en moyenne, et cette dernière opinion semble la plus probable. Il augmente à mesure que les centres nerveux diminuent, il est plus abondant dans les atrophies cérébrales, et notamment chez les vieux.

D'après A. Gautier (*Chimie biologique*, 1892), le liquide céphalo-rachidien est limpide, incolore ou légèrement citrin, alcalin. A ce propos, nous disons

que dans toutes nos ponctions jamais le liquide
céphalo-radichien n'a été trouvé citrin, mais toujours semblable à de l'eau de roche.

Sa densité est de 1,005 à 1,020. Incoagulable par la
chaleur, il contient une très faible quantité de
sérum globuline, des matières minérales qui le rap-
prochent plus du plasma-musculaire que du plasma-
sanguin, des traces de graisse, de cholestérine et de
pyrocatéchine, accidentellement de l'urée et du glu-
cose.

Voici, d'ailleurs, une analyse, due à Ch. Robin, qui
édifiera sur la nature et la proportion des substan-
ces contenues dans le liquide en question :

Eau,.............................	9,87
Albumine.......................	1,10
Graisse.........................	0,09
Cholestérine....................	0,21
Extrait alcal. et aqueux........	} 2,75
Lactate soude	
Chlorure potassique et sodique,...	6,11
Phosphate terreux ,.............	0,10
Sulfate potasse et de soude......	0,20

A cette analyse, nous avons cru intéressant d'ajouter
d'autres propriétés qui ont été bien mises en lumière
dans la thèse de Sicard (Paris, 1900), à qui nous les
empruntons. D'après cet auteur :

1° Le liquide céphalo-rachidien de l'homme ou de
l'animal à l'état physiologique est pur de tout élément globulaire ;

2° A l'état physiologique, il n'est pas doué des propriétés toxiques ;

3° Il ne possède pas de propriétés coagulantes vis-à-vis des humeurs non spontanément coagulables;

4° Il est un excellent milieu de culture pour les globules blancs.

On ne connaît pas exactement l'origine du liquide céphalo-rachidien.

La plupart des auteurs indiquent qu'il tire son origine des vaisseaux des plexus-chroïdes et vaisseaux sous-épendymaires (liquide ventriculaire) et des vaisseaux de la pie-mère et de l'écorce des centres nerveux (liquide sous-arachnoïdien).

Cette double source expliquerait fort bien la présence d'éléments figurés dans le liquide céphalo-rachidien ambiant, dans le cas d'altération des méninges molles et des vaisseaux, comme cela arrive d'ailleurs dans la paralysie générale, la méningite tuberculeuse, le tabes, etc.

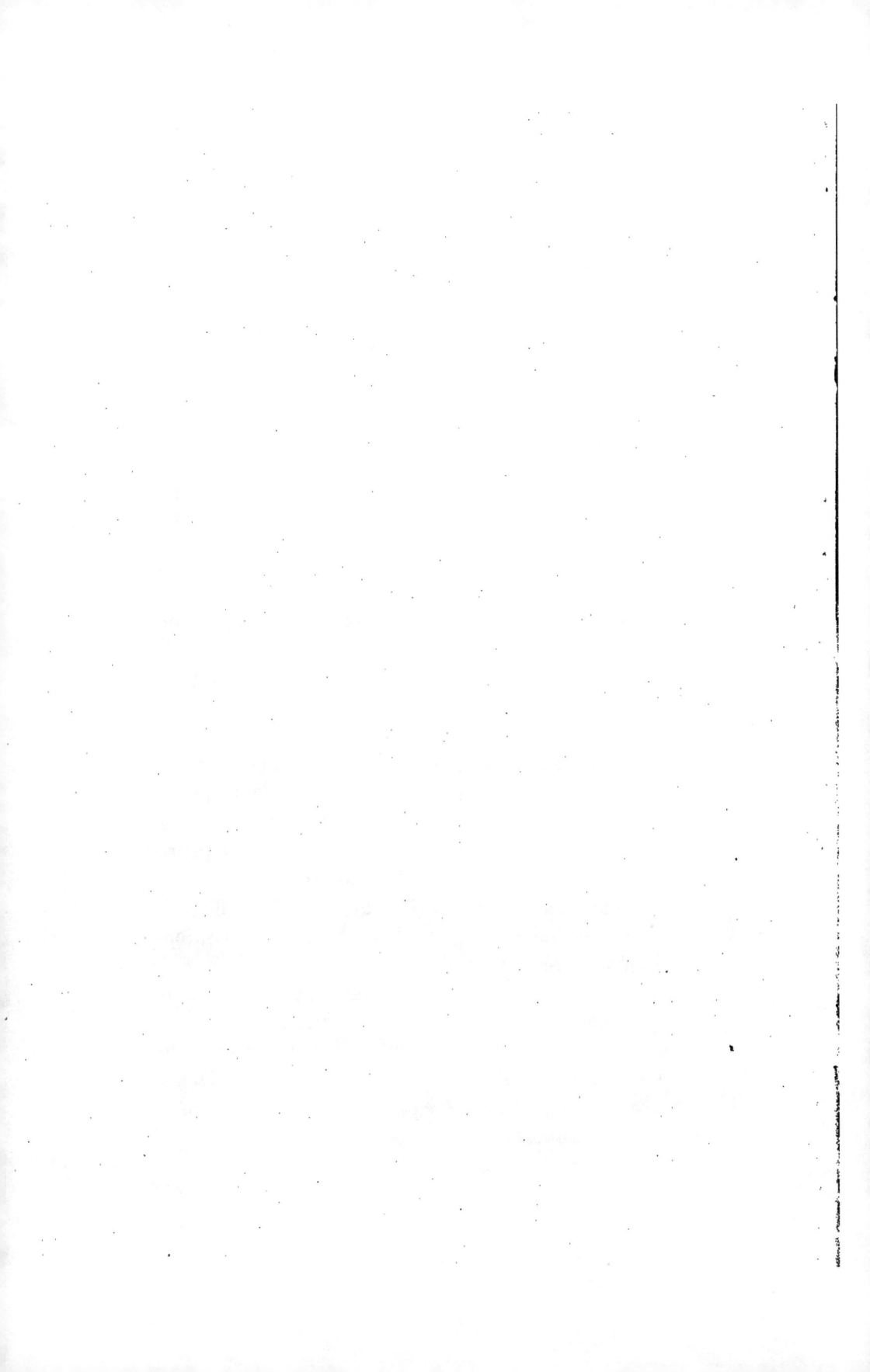

OBSERVATIONS

OBSERVATION I

(PERSONNELLE)

R... (Bernard), âgé de 31 ans, cocher, marié. Comme antécédents personnels, a contracté la syphilis pendant son service militaire. A fait des excès alcooliques de toutes sortes.

La paralysie générale dont il est atteint remonte à trois ans environ; elle a débuté par des fugues, de l'amnésie et deux attaques épileptiformes.

En septembre 1901, son état est le suivant : Euphorie, air béat, calme cependant, amnésie. Tremblement si net de l'orbiculaire des lèvres et de la langue que la parole est presque incompréhensible; elle est, de plus, traînante et scandée. Tremblement très accusé du membre supérieur et de l'inférieur (marche difficile), Inégalité pupillaire. Signe d'Argyl. Gâtisme intermittent avec parésie vésicale.

Attaques épileptiformes le 21 septembre 1901, déviation conjuguée des yeux et de la tête, respiration stertoreuse. Coma. La ponction lombaire est pratiquée; le liquide est clair incolore, s'écoule avec pression, renferme *65 leucocytes par millimètre cube, 95 °/₀ lymphocytes et 5 °/₀ de polynucléaires.*

Mort le 22 septembre dans le coma. A l'autopsie, l'on constate de nombreuses plaques laiteuses à la surface des circonvolutions; adhérences pie-mériennes très nettes, la substance cérébrale suit en enlevant la méninge. Granulations ventriculaires.

A l'examen microscopique : grande destruction cellulaire et de tubes nerveux, prolifération énorme de corpuscules ronds.

OBSERVATION II

(PERSONNELLE)

E... (Appolonie), 59 ans, ménagère, mariée.

Entrée à l'asile au mois de décembre 1900.

Diagnostic : Démence paralytique.

Elle présente, en effet, les troubles suivants ; perte absolue de la mémoire; dit n'avoir que 30 ans. Inconscience complète, se déshabille, frappe sans cesse dans ses mains en s'écriant : « Je m'appelle Pauline Durand. » C'est, d'ailleurs, tout son délire.

Comme troubles moteurs, pas d'inégalité pupillaire, mais opthalmoplégie interne; tremblement très accusé de la langue, du muscle orbiculaire des lèvres et des muscles de la face.

Parole tellement bredouillée qu'elle est presque inintelligible. Excitation par intervalles.

Sommeil peu tranquille, voracité.

Ponction lombaire le 8 septembre 1901; liquide clair et incolore comme de l'eau de roche. Après centrifugation, culot blanc très net au fond du tube.

Nombreux *leucocytes, 100 environ par millimètre*

*cube, parmi lesquels 92 % de lymphocytes et 6 mono
nucléaires. Quelques rares cellules endothéliales ou
gros éléments uninuclées 2 %.*

OBSERVATION III

R... (Caprais), 41 ans, célibataire, boulanger.
Atteint de paralysie générale progressive.

A. P. — D'une instruction moyenne, intelligent, a
eu la syphilis en 1891; excès vénériens et alcooliques.

Début de la maladie mentale remonte au mois de
février 1901 d'une façon nette, par les caractères suivants : affaiblissement de la mémoire, apparition d'idées
absurdes de richesse, de grandeur; insomnie; excitation cérébrale, etc.

Interné le 12 juillet 1901 avec les signes suivants :
tremblement fibrillaire de la langue, de l'orbiculaire
des lèvres (embarras de la parole), des muscles de la
face, du membre supérieur (écriture tremblée).

Pas d'opthalmoplégie interne. Exagération des réflexes
en général. Signe de Romberg.

Amnésie, incohérence dans ses paroles, idées de
richesse (il possède des pardessus en soie brodés
en or).

Inconscience à peu près complète.

Calme cependant; santé physique bonne.

Liquide céphalo-rachidien clair, incolore, renferme
35 lymphocytes par millimètre cube.

Quatre mois après cet examen, en novembre 1901,

3

R... est en pleine déchéance physique et intellectuelle. Gâtisme, excitation continuelle.

Le liquide céphalo-rachidien contient alors : *65 lymphocytes par millimètre cube, et quelques mononucléaires et polynucléaires, 5 % environ.*

OBSERVATION IV

(PERSONNELLE)

G... (Pierre), cordonnier, 46 ans, marié.

Entré à l'asile avec diagnostic de paralysie générale caractérisée par de l'embarras de la parole, du tremblement de l'orbiculaire des lèvres, de l'inégalité pupillaire, des idées de grandeurs (se dit le fils de Napoléon), et de l'amnésie.

Il est calme et reste ainsi pendant un an et demi environ. Ponctionné, le liquide céphalo-rachidien s'écoule clair et incolore, mais très lentement.

Il renferme *5 ou 6 lymphocytes* seulement par millimètre cube.

Trois mois après cette première ponction, G... a baissé rapidement ; il est devenu gâteux et en proie à un tremblement tel qu'il lui rend la marche très difficile. De plus, il est en proie à une excitation permanente. Une nouvelle ponction révèle dans son liquide, qui s'écoule toujours clair mais très difficilement, une *leucocytose* bien plus abondante que la première fois. On y distingue *60 éléments figurés environ par millimètre cube; et pour cent 70 lymphocytes, 20 cellules endothéliales et 10 leucocytes mononucléaires ou polynucléaires.*

OBSERVATION V

D... (Mélanie), 32 ans, culottière, célibataire.

Diagnostic : paralysie générale avec tremblement très accusé du muscle orbiculaire des lèvres, de la langue, des mains, de l'inégalité pupillaire, de l'ophtalmoplégie interne, de l'abolition du réflexe rotulien, etc.; de l'amnésie, de l'insconscience.

Elle n'a pas de délire, forme hypocondriaque de la paralysie générale (pleure souvent), est calme.

Dans cet état, la ponction lombaire pratiquée révèle un liquide clair, incolore et contenant *11 lymphocytes par millimètre cube.*

Ponctionnée deux mois après pendant les attaques épileptiformes consécutives à une grande excitation, le nombre des éléments figurés a augmenté : *10 environ par millimètre cube, 87 °/₀ de lymphocytes, 10 mononucléaires et 3 polynucléaires.*

OBSERVATION VI

L..... (Bertrand), commerçant, marié, âgé de 55 ans, entré à l'asile le 8 août 1901.

Comme antécédents héréditaires, un de ses oncles est devenu aliéné à la suite d'excès alcooliques.

Comme antécédents personnels, L..... a fait des excès alcooliques de toutes sortes, surtout a abusé de l'absinthe depuis quinze ans environ. A eu la syphilis.

Le début de la maladie mentale actuelle remonte a un an environ.

Pupille droite > G et en même temps irrégulière.

Ophtalmoplégie interne. Tremblement fibrillaire de la langue, léger embarras de la parole sans tremblement appréciable des muscles de la face et de l'orbiculaire des lèvres.

Pas de tremblement du membre supérieur; l'écriture n'est guère lisible, le malade sachant très peu écrire. Abolition du réflexe rotulien.

Réflexe plantaire diminué, réflexe crémastérien aboli.

Sensibilité (tactile, thermique, douloureuse), diminuée.

Signes d'artério-sclérose.

Poumons, foie, reins sains. Très grosses varices du membre inférieur.

Phimosis.

Troubles psychiques : mémoire profondément altérée, ne se rappelle pas même les choses les plus ordinaires, croit que sa femme est venue avec lui à l'asile et qu'il arrive lui-même de Madrid.

Inconscience absolue.

Idée de richesse, de grandeur : « Vous avez vu les dames, dit-il à la visite, il y a des colliers, des bracelets en or, nous ferons tirer le portrait de tout cela. »

Il vendait 20.000 cochons par mois, il a un cheval qui lui a coûté 15.000 francs et qui fait 12 kilomètres à la minute.

Après avoir exprimé toutes ces idées absurdes, si on lui demande si son métier lui rapportait gros, il répond qu'il n'a pas le sou, qu'il a tout dévoré.

Impulsif, battait sa femme et ses filles chez lui.

Diagnostic à son entrée « démence alcoolique. »

25 Août 1901. — Léger ascite et œdème des membres inférieurs qui disparaissent après quelques jours de repos au lit.

Septembre 1901. — Plus de tremblement de la langue, ni d'embarras de la parole; le malade a pris de l'embonpoint, l'inégalité pupillaire, l'opthalmoplégie interne, les idées absurdes de richesses persistent; il veut à tout instant combler le médecin de ses générosités, distribue des 100.000 francs à profusion et parle de coucher avec de jolies femmes. Ses réflexes cutanés et musculaires ne sont pas modifiés.

Ponctionné dans ces conditions : l'examen cytologique de son liquide céphalo-rachidien révèle :

38 leucocytes environ par millimètre cube, 86°/₀ lymphocytes, 9 mononucléaires, 5 polynucléaires.

14 octobre 1901. — Ictus. Pas de perte complète de la connaissance; il entend le son; à l'expression de son regard on voit qu'il saisit ce qu'on lui demande. L..., est frappé surtout dans le domaine moteur. La commissure des lèvres est déviée du côté droit, pas de déviation de la langue, déviation conjuguée des yeux et de la tête du côté droit. Parésie très accusée des membres supérieur et inférieur droits.

Perte de la parole par suite de la paralysie probable des muscles de la langue et des phonateurs. Grognement incompréhensible, respiration stertoreuse. Déglutition à peu près impossible.

Température ne dépassant pas 38°,5.

Le 16 octobre, L... commence à se nourrir, mais la parésie des membres augmente et finalement il ne peut se lever ni se tenir debout.

La parole est revenue mais très peu, le malade articule difficilement.

Incontinence des fèces et des urines.

Cet état dure jusqu'au 24 octobre où L... est atteint de coma.

Nous pratiquons alors de nouveau une ponction lombaire; le liquide céphalo-rachidien s'écoule très louche et lentement. Il laisse un dépôt jaunâtre au fond du tube après quelques heures.

Le malade meurt le 25 au matin, sans température, sans avoir présenté le signe de Kernig, ni du délire; il présentait seulement un peu de raideur de la nuque et de la déviation conjugée des yeux et de la tête.

Le liquide céphalo-rachidien examiné contenait 19,000 éléments cellulaires environ par millimètre cube. Les deux tiers étaient formés par des leucocytes polynucléaires, l'autre tiers par de gros éléments mononuclées ressemblant beaucoup à des *cellules endothéliales*, quelques mononucléaires et de très rares lymphocytes.

Or, voici ce que nous avons constaté à l'autopsie pratiquée 24 heures après la mort.

Pas d'adhérence de la dure mère au crâne.

Plaques jaunâtres purulentes au niveau des deux lobes frontaux et temporaux. Traînées jaunâtres le long des principaux vaisseaux, notamment de l'artère sylvienne, également au niveau de la pariétale ascendante et de la première temporale. Au niveau du chiasma, de la glande pituitaire, du lobule olfactif, de la protubérance, du vermis supérieur du cervelet, on voyait des collections purulentes très nettes.

Les lobes occipitaux étaient indemnes de toute altération microscopique. Pas d'adhérence pie-mérienne, la pie-mère seulement un peu épaissie. Tous les ventricules cérébraux étaient remplis d'un liquide purulent verdâtre sans dégager toutefois une mauvaise odeur.

La dure-mère rachidienne contenait elle aussi un liquide jaunâtre, grumeleux, mais non purulent. Poumons étaient augmentés de volume, d'une coloration gris verdâtre, surtout aux bases. De plus, le droit était le siège, à sa base, de cavités renfermant un liquide purulent.

Cœur graisseux, pesant 300 grammes; dilatation de l'aorte avec plaques d'athérome peu avancées, pas d'autre lésion organique du cœur ou des gros vaisseaux de la base. Les cultures faites avec du pus pris dans les ventricules révèlent une espèce de *diplocoque* qui n'a pu être bien déterminé.

A l'examen microscopique du cerveau, on observe d'une façon bien nette : 1° une prolifération énorme de corpuscules ronds qui, par place, ont envahi complètement la cellule pyramidale et l'ont même supplantée; 2° au niveau des vaisseaux, une émigration considérable de leucocytes; 3° pas de phénomènes chromolytiques bien accusés.

OBSERVATION VII

(PERSONNELLE)

C... (Albert), âgé de 52 ans, marié, propriétaire. Bonne instruction, intelligent.

A. H. — Père mort ataxique à l'âge de 65 ans, mère morte à 80 ans dans un incendie.

A. P. — Pas de maladies sérieuses à noter; douleurs rhumatismales vers l'âge de 18 ans. Nie la syphilis, a eu seulement la blennorrhagie.

Marié à 24 ans; a 4 enfants bien portants.

Excès alcooliques et génésiques (c'était un viveur).

A 40 ans, opération d'une affection à l'anus, dit le malade.

Maladie mentale a débuté depuis un an et demi environ par de l'exagération dans les devoirs religieux, idées mystiques et scrupules, etc.

Depuis 2 mois environ, dépression, idées d'indignité, refus d'alimentation, tentation de suicide (coup de revolver), qui a nécessité son entrée à la clinique d'observation.

Depuis lors, idées vagues de persécution.

Entré à l'asile le 27 août 1901 avec le certificat suivant : « A manifesté des idées de persécution et de la dépression mentale qui le rendent dangereux pour lui-même et son entourage. »

Examen : Au point de vue psychique, C... est déprimé, présente même de l'obtusion intellectuelle, il ne parle pas à moins qu'on ne l'interroge.

Il exprime quelques idées de persécution de la part d'un employé de l'hospice de la Grave qui, dit-il, a abusé de sa femme. « On m'attribuait des assassinats, on me magnétisait et on me piquait, la nuit, avec des épingles. »

Quelques hallucinations de la vue.

La mémoire est assez bien conservée, C... ne présente pas de délire de grandeurs ni de richesses. Calme; au point de vue moteur, C... présente les signes suivants: Inégalité pupillaire D > G, opthalmoplégie interne, mydriase, ptosis double, léger tremblement de la langue; à peine quelques accrocs dans la parole.

Pas de tremblement des mains, pas de trouble de l'écriture, réflexe rotulien à peu près normal.

Insuffisance et rétrécissement aortique, arythmie, foie petit, poumon normal.

On porte le diagnostic : « Atteint de dépression mélancolique avec abaissement intellectuel et idées vagues de persécution. »

Comme on le voit, le diagnostic était purement symptomatique, quitte à suivre le malade.

Vers le commencement de septembre, nous pratiquons une ponction lombaire ; le liquide céphalo-rachidien était clair, incolore comme de l'eau de roche ; après centrifugation et examen microscopique, nous constatons la présence de *12 lymphocytes environ par millimètre cube, pas de mononucléaires ni de polynucléaires, des lymphocytes seulement.*

Nous pensons alors à une paralysie générale au début. En effet, vers le milieu d'octobre, on voit chez le malade apparaître très nettement du tremblement du muscle orbiculaire des lèvres et des muscles de la face ; la parole est devenue plus bredouillée, pendant que l'intelligence et la conscience baissent.

C... est cependant toujours calme ; ne délire pas.

OBSERVATION VIII

(PERSONNELLE)

C... (Pierre), âgé de 40 ans, marié, chiffonnier. Entré à l'asile avec le diagnostic suivant : Débilité mentale.

Pas d'excès alcooliques, ni vénériens, ni la syphilis. Ostéite tuberculeuse de l'humérus droit, traitée à Barèges.

Léger tremblement de la langue et des membres supérieurs, pas de troubles de l'écriture. Inégalité pupillaire.

C... n'est pas du tout content, il veut savoir pourquoi on l'a interné, prétend que c'est un piège qu'on lui a tendu.

La ponction lombaire donne un liquide clair, incolore, s'écoulant facilement et renfermant *11 lymphocytes par millimètre cube. Pas de mononucléaires ni de polynucléaires.*

Après cet examen, le malade est suivi de plus près de jour en jour.

Petit à petit on voit apparaître quelques tremblements de l'orbiculaire des lèvres, des muscles de la face, des accrocs manifestes de la parole, de l'opthalmoplégie interne en même temps que l'inégalité pupillaire augmente; l'amnésie devient, elle aussi, plus nette et C... exprime quelques idées absurdes de richesse et de grandeur, telles que celles-ci : « Chère épouse, apporte-moi la chapelière que j'ai à Saint-Martory, de dix-neuf cent millions, en costume d'officier. » Troubles nets de l'écriture.

Quoique calme, il est, actuellement, facile de faire le diagnostic de paralysie générale.

OBSERVATION IX

(PERSONNELLE)

S... (Benoît), 35 ans, marié, électricien.

Intelligence moyenne. A eu la syphilis en 1891. Pas d'excès alcooliques, mais surmenage intellectuel et moral.

Entré à l'asile avec le certificat suivant : « Halluci-nations visuelles et auditives, tentative de suicide, dépression, idées de persécution. Embarras de la parole. »

Outre ces symptômes, nous observons, à son entrée, de l'inégalité pupillaire, du tremblement de la langue et du membre supérieur, de l'ophtalmoplégie interne.

Le 3 avril 1901, S... est pris d'excitation, il est tout le temps en mouvement, dort très peu, parle constam-ment et d'une façon incohérente. Possède des millions et voit partout des glaces dorées; *il a bu le soleil.*

Inconscience et gâtisme complets, amaigrissement. Cet état persiste jusque vers le commencement de juin. Alors, l'agitation, l'incohérence, l'insomnie, les idées absurdes disparaissent; le mieux augmente de jour en jour, et, un mois après, il ne reste qu'un peu d'obscurcissement intellectuel, quelques lapsus de la mémoire, de l'inégalité pupillaire et de l'ophtalmoplégie interne.

Le malade désire vivement sortir de l'asile. Il est ponctionné dans cet état; le liquide céphalo-rachidien est clair, incolore, s'écoule sans pression; il renferme *5 lymphocytes par millimètre cube.*

Ce malade sera très intéressant à suivre pour savoir s'il s'agit seulement d'une rémission de paralysie générale, ou bien d'une guérison momentanée d'acci-dents vésaniques.

OBSERVATION X

(PERSONNELLE)

H... *Paralysie générale*, sans délire ; le malade est inconscient, il est content; a la plupart des troubles moteurs et psychiques de cette affection, mais est calme, s'occupe.

L'examen cytologique de son liquide céphalo-rachidien montre *9 lymphocytes environ par millimètre cube et 2 ou 3 polynucléaires pour cent.*

OBSERVATION XI

(PERSONNELLE)

D... (Aimée), 31 ans, domestique.

Paralysie générale à forme démentielle sans délire, sans agitation, avec de l'inconscience absolue et des troubles moteurs, tels que tremblement très intense de la langue, de l'orbiculaire des lèvres, de l'inégalité pupillaire et de l'opthalmoplégie interne.

Examen cytologique du liquide céphalo-rachidien : *1 à 5 lymphocytes par millimètre cube.*

OBSERVATION XII

(PERSONNELLE)

B... (Victor), âgé de 38 ans, garçon de salle, célibataire, syphilitique à 20 ans ; diagnostiqué paralytique général à la date du 7 novembre 1891.

Même diagnostic à son entrée à l'asile de Braqueville, en 1892, basé d'ailleurs sur de l'affaiblissement intellectuel, de l'embarras de la parole, faiblesse musculaire et ataxie des membres inférieurs.

Son état actuel se résume en ces quelques mots :

Mémoire assez bien conservée, un peu d'obtusion intellectuelle ; tremblement de la langue et de l'orbiculaire des lèvres et des muscles de la face. Léger embarras de la parole.

Tremblement des mains, faiblesse considérable des membres inférieurs.

Liquide céphalo-rachidien clair, incolore, ne renferme que *1 ou 2 lymphocytes* dans tout le champ de préparation.

OBSERVATION XIII

(PERSONNELLE)

B... (Jules), 46 ans, célibataire, tonnelier.

Interné comme *alcoolique avec crainte de paralysie générale* justifiée par des idées de satisfaction très accusées, du tremblement des muscles de la face et des membres supérieurs, et de l'affaiblissement de l'intelligence.

Actuellement, B... ne présente que quelques idées de persécution, avec excitation passagère; c'est un affaibli cérébralement seulement.

Liquide céphalo-rachidien clair, incolore, renferme *0,1 lymphocytes par millimètre cube.*

OBSERVATION XIV

(PERSONNELLE)

D... (Louise), âgée de 49 ans, célibataire, tailleuse, intelligente, bonne ouvrière, a fait des excès alcooliques et vénériens, a eu la syphilis.

Internée avec le diagnostic: affaiblissement des facultés intellectuelles, avec hallucinations et impulsions.

Elle n'a pas le masque du paralytique général ordinaire, quoiqu'elle présente les troubles suivants : tremblement du muscle orbiculaire des lèvres et de la langue sans accrocs de la parole, tremblement très accusé des mains. Rien à signaler du côté des yeux.

Incohérence dans ses propos, maniaque, hallucinations auditives et visuelles, illusions.

N'a pas l'air béat, euphorique; est plutôt triste, pleure sans raison de temps en temps. Inconscience, amnésie, sommeil calme, bon appétit, propre.

Liquide céphalo-rachidien clair, incolore, s'écoule avec pression, renferme *21 lymphocytes par millimètre cube, pas de mononucléaires ni de polynucléaires* (septembre 1901).

Les troubles moteurs et mentaux ne se sont pas amendés depuis; au contraire, D... s'achemine à grand pas vers la démence complète. Gâtisme depuis deux ou trois jours.

OBSERVATION XV

(PERSONNELLE)

E... (Madeleine), 58 ans, célibataire, sans profession.

A son entrée à l'asile, elle présente les troubles suivants : Incohérence dans les paroles, amnésie, hallucinations de la vue et de l'ouïe, quelques idées de grandeur, de l'euphorie. Inégalité pupillaire. Réflexes lumineux et de l'accomodation conservés. Tremblement de la langue, des mains (écriture presque illisible).

On pense à la paralysie générale quoique la malade soit âgée et n'ait pas l'aspect général et la parole du paralytique.

Quelque temps après son entrée, on pratique la ponction lombaire.

Le liquide céphalo-rachidien est clair, incolore, s'écoule avec pression; il ne renferme aucun élément figuré.

Or, un mois environ après, l'état de D... s'est notablement amélioré. Il ne persiste des troubles moteurs qu'un peu de tremblement des mains. Il reste de l'inconscience, un abaissement de facultés intellectuelles qui relèvent sans doute d'une démence sénile à forme maniaque.

OBSERVATION XVI

(PERSONNELLE)

B... (Marie-Louise), 56 ans, mariée, baigneuse.

Entrée à l'asile le 13 octobre 1899 ; l'on porte le dia-gnostic symptomatique suivant : Manie avec désordre des paroles, des actes et hallucinations multiples.

Après une amélioration relative de six mois environ, B... est de nouveau excitée, formule quelques idées de persécution.

Affaiblissement intellectuel notable, inconscience sans troubles moteurs manifestes.

En un mot, elle réalise assez bien le type de la démence sénile.

Liquide céphalo-rachidien clair, incolore, s'écoule avec une pression moyenne et renferme *5 lymphocytes environ par millimètre cube*.

OBSERVATION XVII

(PERSONNELLE)

S... (Henri), 71 ans, marié, homme de peine.

Vieil alcoolique, maniaque, avec affaiblissement intellectuel.

Rares lymphocytes, moins de 0,5 par millimètre cube.

OBSERVATION XVIII

R..., 47 ans, cordier, célibataire.

En 1891, est entré à l'asile de Vaucluse avec diagnostic suivant : « Affaiblissement intellectuel, conscience à peu près nulle de ses actes et de sa situation, diminution de la mémoire, léger embarras de la parole. »

R... est atteint, en outre de ces troubles psychiques, d'une tuberculose lente ; de plus, il présente des troubles moteurs des membres inférieurs très nets.

Il steppe, par suite de la parésie du muscle extenseur du gros orteil et de l'extenseur commun des orteils, et de la paralysie des péroniers. Réflexe rotulien aboli. Sensibilité très émoussée.

Ces symptômes névritiques semblent avoir débuté vers l'âge de 21 ans.

Pas d'excès alcooliques, ni syphilis.

Examen cytologique négatif.

OBSERVATION XIX

B... (Charles), 32 ans, célibataire.

Entré à l'asile de la Haute-Garonne le 18 juin 1896, venant de l'asile Sainte-Anne, avec le diagnostic suivant de M. Magnan : « Atteint de *débilité mentale avec épilepsie, attaques suivies de troubles intellectuels.* »

Son état actuel est le suivant :

Abaissement considérable des facultés intellectuelles, mémoire nulle, inconscience absolue, crises fréquentes d'épilepsie, précédées toujours d'une aura très forte.

Pas de tendance aux actes violents, ni aux fugues. Vie végétative, gâtisme.

Au point de vue physique, B... présente les signes suivants :

Asymétrie cranienne et faciale très nette, voûte palatine ogivale, langue déviée à droite, déchiquetée par des cicatrices de morsures et animée de tremblements fibrillaires.

Pupilles égales et régulières, réagissant bien à la lumière et à l'accomodation.

Tremblement des mains, faiblesse notable des membres inférieurs, réflexe rotulien exagéré.

Ponction lombaire pratiquée le 24 septembre 1901. — Liquide clair, incolore, renfermant *13 lymphocytes environ par millimètre cube. Pas de mononucléaires ni de polynucléaires.*

OBSERVATION XX

(PERSONNELLE)

C... (Marcellin), 41 ans, célibataire, cultivateur, atteint de débilité mentale avec idées de persécution et crises fréquentes d'épilepsie remontant à son jeune âge. Il est impulsif et présente actuellement de la déchéance intellectuelle notable.

Liquide céphalo-rachidien clair, incolore, s'écoulant avec une pression moyenne, renferme *quelques lymphocytes.*

OBSERVATION XXI

(PERSONNELLE)

B... (Louis), âgé de 60 ans, pâtissier, veuf.

Épilepsie remontant à 8 ans, deux crises environ par mois.

Tendance au suicide.

A part ces crises et les désordres mentaux qui les accompagnent, B... ne présente pas d'autres affections, soit nerveuses ou mentales.

Le liquide céphalo-rachidien est clair, incolore, s'écoule avec pression et ne renferme aucun élément figuré.

OBSERVATION XXII

(PERSONNELLE)

D... (Thomas), 57 ans, célibataire, cultivateur. Atteint de débilité mentale, et, depuis 10 mois environ, de crises d'épilepsie.

Même résultat cytologique.

OBSERVATION XXIII

(PERSONNELLE)

L... (Jean), 51 ans, marié, douanier.

Atteint de crises d'épilepsie depuis 14 ans environ, crises qui sont devenues progressivement plus intenses et plus fréquentes. Elle s'accompagnent d'hallucinations terrifiantes, d'impulsions, de délire mystique, etc.

Même résultat cytologique.

OBSERVATION XXIV

(PERSONNELLE)

C... (Eugénie), 33 ans, célibataire, sans profession.

Épileptique depuis l'âge de 2 ans; actuellement déchéance intellectuelle à peu près complète avec nombreuses attaques de grand mal.

Même résultat cytologique.

OBSERVATION XXV

(PERSONNELLE)

J... (H.), 32 ans, célibataire, sans profession.

Crises fréquentes d'épilepsie, déchéance intellectuelle constante.

Même résultat cytologique.

OBSERVATION XXVI

(PERSONNELLE)

D... (Sylvain), âgé de 24 ans, célibataire, sans profession.

Diagnostic : atteint d'idiotie avec hémiplégie infantile droite ; en même temps il est en proie à des attaques d'épilepsie.

Pas de langage articulé, pousse de temps en temps quelques cris perçants, méchant, cherche à mordre souvent, gâtisme.

La ponction lombaire révèle un liquide clair, incolore, s'écoulant très facilement ; il ne contient pas d'éléments figurés.

Mort le 5 octobre 1901 d'entérite. A l'autopsie, on ne trouve aucune adhérence méningée, ni de la pachyméningite, ni de la porencéphalie. Les hémisphères cérébraux sont petits mais normalement conformés, leur poids : $D = 490$ gr., $G = 360$. Bulbe et cervelet $= 150$ gr.

OBSERVATION XXVII

(PERSONNELLE)

M... (Antoine), âgé de 16 ans, enfant abandonné.

Diagnostic : atteint d'idiotie avec arrêt de développement tant physique qu'intellectuel.

En effet, M... a une grosse tête par comparaison avec le reste du corps. Membres supérieurs contracturés et fléchis à angle droit sur la poitrine, se sert seulement quelque peu de la main gauche.

Membres inférieurs recroquevillés, les jambes fléchies sur les cuisses et les cuisses sur le bassin. Impotence absolue.

Pas de langage articulé ; pousse quelques cris seulement. Vie végétative, sensibilité exagérée.

Liquide céphalo-rachidien absolument semblable au précédent.

OBSERVATION XXVIII

(PERSONNELLE)

L.... (Pierre), 50 ans, charcutier. Interné à l'asile de la Haute-Garonne avec le diagnostic suivant : « Imbécillité, incapable de se suffire. »

Depuis 30 ans environ atteint de tremblement, diagnostiqué au début : paralysie agitante, considéré plus tard comme une chorée chronique.

Son état actuel est le suivant : tremblement généralisé de tout le corps, mais surtout accusé à la tête, membres supérieurs et tronc. Tremblement à grandes oscillations, presque nul à l'état de repos et devenant très fort à l'occasion de mouvements intentionnels, et à la moindre émotion. Parole presque inintelligible. Pas de nystagmus, pas d'inégalité pupillaire ni d'optalmoplégie interne. Pas de tremblement de la langue.

Réflexes rotulien, plantaire, conservés. Sensibilité très diminuée, surtout la sensibilité à la douleur. Force musculaire peu développée.

L... s'occupe journellement aux travaux du jardin.

Le malade n'accuse aucune douleur ni au niveau de la moelle ni au niveau des membres.

Le liquide céphalo-rachidien est clair et incolore, mais s'écoule très difficilement. Léger culot après centrifugation. Contient d'assez nombreux éléments figurés, parmi lesquels dominent les *lymphocytes*, en même temps quelques *cellules endothéliales et quelques gros éléments uninucléés, pas de mononucléaires ni de polynucléaires.*

Ce cas, qui d'abord avait été pris pour une paralysie agitante, ensuite pour une chorée chronique, serait plutôt, grâce à la cytologie du liquide céphalo-rachidien, une sclérose en plaques à longue rémission.

Un mois et demi s'est écoulé depuis la ponction, le malade à dû s'aliter ces jours derniers à cause de la faiblesse progressive de ses membres inférieurs.

OBSERVATION XXIX

(PERSONNELLE)

L... (Pétronille), âgée de 65 ans, veuve, domestique.
Mélancolie avec idées de négation.
État physique mauvais.
Examen cytologique négatif.

OBSERVATION XXX

(PERSONNELLE)

V... (Auguste), âgé de 32 ans, employé des Postes.
Mélancolique, avec idées de suicide et troubles très nets de la sensibilité générale.
État physique mauvais.
Décédé à la suite d'affection cardiaque et d'un *abcès de la rate* reconnu à l'autopsie.
Examen cytologique négatif.

Nous passons sous silence un certain nombre de nos observations semblables, d'ailleurs, au point de vue clinique et cytologique, à la plupart de celles qui sont citées.

Dans les nombreuses ponctions que nous avons pratiquées, nous n'avons jamais eu le moindre accident opératoire, soit immédiat ou éloigné.

Le liquide céphalo-rachidien extrait a toujours été clair, incolore, excepté dans le cas de méningite suppurée mentionné dans l'observation VI; il n'a contenu de globules rouges que lorsqu'un capillaire a été blessé par l'aiguille.

Nous regrettons que des circonstances indépendantes de notre volonté nous aient empêché de suivre quelques-unes de nos observations plus longtemps, notre travail aurait été certainement plus intéressant.

INTERPRÉTATION

Comment interpréter la présence de cette leucocytose dans le liquide céphalo-rachidien de certaines
affections pathologiques?

D'où vient-elle et que signifie-t-elle ?

Nous n'essaierons pas, car un pareil effort est au-
dessus de nos forces, d'expliquer d'une manière
irréfutable la production de ce phénomène. Nous ne
pourrons à ce sujet que répéter les hypothèses plus
ou moins rationnelles qui ont été émises.

D'abord, à ceux qui pourraient croire que les leucocytes qu'on décèle dans le liquide céphalo-rachidien peuvent venir directement du sang, ce
dernier en contenant dans certains cas beaucoup
plus qu'il n'en contient normalement, nous répon-
drons par l'observation de Ferrier[1].

Cet auteur rapporte, en effet, que chez un individu atteint de leucémie à un degré très élevé et
dont le sang contenait 180.000 globules blancs pour
1.674.000 globules rouges, le liquide céphalo-rachi-

1. FERRIER, Société biologie, 20 juillet 1901.

dien ne renfermait aucun élément figuré. Cette
constatation prouve que la présence d'éléments leu-
cocytaires dans ce liquide est indépendante de causes
générales et se rapporte bien selon la formule de
Widal à une lésion ou irritation locale.

Il est évident qu'une lésion, soit primordiale, soit
secondaire des vaisseaux, est indispensable. A l'état
normal l'endothélium vasculaire offre une barrière
infranchissable au poisons et aux processus infectieux. Mais lorsque cette barrière est forcée par une
altération quelconque, lorsque les cellules épithé-
liales se sont effondrées par place, il n'est pas étonnant que tous les phénomènes de la diapedèse aient
lieu.

Ce qu'on a constaté dans les inflammations des
diverses parties de l'organisme, on peut aussi le
trouver dans celles de l'encéphale ou de la moelle.

Que l'agent causal de cette émigration cellulaire
soit ou le bacille tuberculeux ou ses toxines (méningite tuberculeuse), ou le diplocoque de Weischelbaum
(méningite cérébro-spinale), ou bien le microbe
inconnu jusqu'ici de la syphilis, ou bien les poisons alcooliques, ou bien encore l'artério-sclérose, le
résultat pourra être le même. Mais, et nous nous hâtons
de le dire, il faut que la méninge soit malade, car c'est
elle qui sert de soutien aux vaisseaux ; c'est grâce à
elle que tous les plus fins capillaires peuvent péné-
trer dans la substance cérébrale ou médullaire, et,
d'autre part, les expériences de Sicard, de Gilbert
et Castaigne ont démontré que la membrane arach-
noïdo pie-mérienne imperméable aux poisons, aux

agents infectieux à l'état physiologique, ne l'est plus
lorsqu'elle est lésée plus ou moins dans sa structure.

Or, c'est ce qu'on remarque non seulement dans les
affections aiguës du système nerveux (méningite cérébro-spinale, par exemple), mais encore dans les
affections chroniques (méningites tuberculeuses,
paralysie générale, tabes, méningo-myélite, etc.).

Outre les lésions si apparentes de ces affections, il
n'est pas rare de constater chez les vieux alcooliques,
les vieux déments, les vieux épileptiques, les artério-
scléreux (ramollissement, hémiplégie) de la pachi-
méningite, des adhérences pie-mériennes, des
taches opalines, crétacées parfois, en un mot, tous
les signes d'une inflammation lente et chronique.

On peut également se demander si les intoxications
produites par le plomb, le mercure, le phosphore,
et si l'urémie, ne donnent pas lieu à la leucocytose
du liquide céphalo-rachidien. C'est possible, quoique
nous ne puissions fournir d'observations démonstra-
tives à ce sujet; l'altération méningée peut exister, du
moins temporairement: n'observe-t-on pas, en effet,
des troubles moteurs ainsi que des troubles psychiques dans ces cas?

Il est donc probable, comme le prétendent Franca
et Abias, Nageotte, Anglade et Chocreaux, que
leucocytose du liquide céphalo-rachidien est sous l
dépendance, le plus souvent, d'altération méningée
aiguë ou chronique.

« Il n'est pas étonnant, dit Nageotte, quand on voit
dans la gaine et paroi des vaisseaux et les espaces
conjonctifs des méninges molles, de très nombreuses

cellules à noyau arrondi, à protoplasma très peu abondant, appelées autrefois *cellules embryonnaires* et répondant très bien à la description des *lymphocytes*, qu'il en tombe quelques-unes dans le liquide céphalo-rachidien. »

CONCLUSIONS

1° La prédominance notable des lymphocytes sur les autres leucocytes, observée dans un grand nombre de cas, est un fait d'altération chronique et plus ou moins lente du système nerveux; la polynucléose caractérisant surtout un processus inflammatoire aigu (méningite cérébro-spinale).

2° Dans tous les cas de paralysie générale non douteux cliniquement, le cyto-diagnostic a toujours été positif. Le nombre de leucocytes et surtout de lymphocytes était plus ou moins grand, mais il dépassait toujours de beaucoup la teneur normale.

Dans cette même affection, le nombre des éléments figurés semble varier avec le degré d'excitation et de délire des malades.

Au début de la maladie, il est moins grand que dans la période d'état. Il diminue considérablement dans les rémissions, et peut même disparaître lorsque le processus morbide s'arrête d'une façon indéfinie.

3° Le liquide céphalo-rachidien de certains épileptiques et de certains déments renferme des éléments figurés en nombre appréciable. Cette présence s'observe surtout chez ceux qui présentent des troubles psychiques et des troubles moteurs notables.

4° Dans les cas d'idiotie avec arrêt de développement, tant psychique que physique, dans un cas de névrite tuberculeuse, et les cas de mélancolie chronique à forme grave, nous n'avons pas trouvé de leucocytose.

5° Une simple ponction lombaire ou la lésion d'un capillaire ne suffit pas pour faire apparaître des lymphocytes dans le liquide céphalo-rachidien. Des ponctions faites à un ou deux jours d'intervalle chez le même individu, dont le liquide ne contenait pas d'abord des éléments figurés, nous en ont donné la preuve.

6° Quoique ce nouvel élément de diagnostic ne constitue pas à lui seul un moyen pathognomonique pour dépister une maladie, on ne doit pas le négliger; certaines observations, notamment de paralysie générale, de méningite tuberculeuse, cérébro-spinale, sclérose en plaques, etc., sont là pour prouver qu'il est parfois d'une réelle utilité.

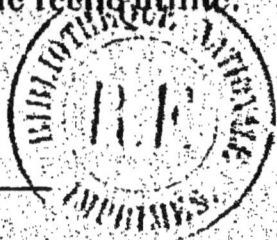

TOULOUSE — IMPR. G. BERTHOUMIEU, RUE DENFERT-ROCHEREAU, 15

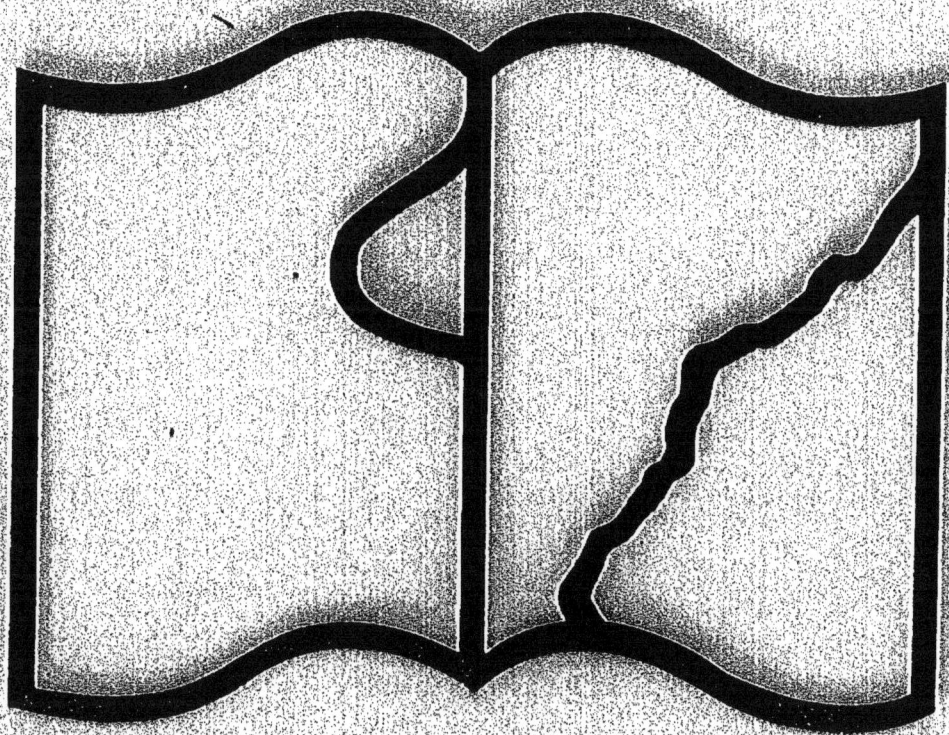

Texte détérioré — reliure défectueuse

NF Z 43-120-11

www.ingramcontent.com/pod-product-compliance
Lightning Source LLC
Chambersburg PA
CBHW070828210326
41520CB00011B/2162